AF586953

PROJET

D'UN

SYSTÈME COMPLET

D'ASSISTANCE CHIRURGICALE

PAR

Le Docteur H. FISCHER

PARIS
L. BOYER, Imprimeur-Editeur
15, Rue Racine

1902

Projet d'un système complet d'assistance chirurgicale.

Un système complet d'assistance chirurgicale comprend nécessairement la combinaison d'un dispensaire et d'une clinique. Quand le travail nécessaire pour dresser un personnel et réunir un matériel chirurgical est une fois fait, c'est un devoir social de ne pas en faire profiter seulement la classe aisée.

Or, pour donner aux nécessiteux les petits soins multiples et les conseils compatibles avec le déplacement quotidien du malade, on ne peut sérieusement songer à l'utilisation d'une salle de consultation située dans une grande clinique. Le nombre toujours considérable des malheureux qu'il est indispensable d'assister, dès que l'on se mêle de faire quelque chose d'utile, créerait dans une clinique des va-et-vient, nuisibles tant aux grands malades qu'au personnel, lequel serait ballotté par deux genres d'occupations qui doivent être au moins, dans le temps, essentiellement distincts.

On nous dira sans doute que nombre de cliniques actuellement existantes sont munies d'une salle de consultation, et qu'il n'y a peut-être pas lieu dès lors de faire double emploi sous prétexte d'assistance. En parlant ainsi, on oublie que l'immense majorité des malades aisés reçoivent les soins de petite chirurgie à domicile, et que ce sont seulement des exceptions qui ont besoin d'être traitées à ce point de vue dans les maisons de santé chirurgicales. Pour une clinique, la salle réservée aux pansements externes est de bien peu d'importance, mais pour un dispensaire elle est tout. A cette essentielle différence de buts doivent correspondre des organes différents.

A. — Clinique chirurgicale

Il y a déjà longtemps que ce que l'on pourrait appeler la période héroïque des maisons de santé est terminée. A part quelques incorrigibles rétrogrades, personne ne songe plus sérieusement à nier les immenses avantages qu'offrent les cliniques au point de vue de la sécurité chirurgicale. C'est pourquoi nous ne répéterons pas ici les arguments décisifs qui ont servi aux champions d'une opinion aujourd'hui triomphante.

Qu'il nous soit permis cependant d'insister sur ce fait que pour donner son maximum de rendement social, une clinique doit être à la fois un merveilleux hôpital privé, un poste de prompt secours, et un centre d'enseignement chirurgical.

La conception du poste de prompt secours est assez moderne, elle vient d'une observation quotidienne des résultats absolument différents que donnent le traitement immédiat et le traitement tardif des plaies accidentelles. Les profanes eux-mêmes comprennent aujourd'hui qu'au cas d'une plaie pénétrante de l'abdomen, il n'est pas indifférent d'être opéré dans la première heure ou au contraire d'attendre pendant un temps MORTEL l'intervention du chirurgien.

Il est singulier qu'on ait si peu à pren-pensé dre pour la conservation de la vie humaine, les précautions élémentaires que l'on a su prendre depuis si longtemps pour la préservation de la propriété contre l'incendie. A la moindre menace d'un danger d'incendie, avertisseurs automatiques et téléphones se mettent à fonctionner ; tout est calculé pour qu'en quelques minutes, les secours soient rendus sur le lieu du sinistre. Comparez maintenant cette célérité et cette sage prévoyance avec l'invraisemblable lenteur et l'absence de toute organisation dont est victime le malheureux atteint dans un atelier, un laboratoire ou sur la voie publique, d'une plaie accidentelle.

Robert Sorel, dans un excellent travail sur les hôpitaux de prompt secours, montre d'une façon frappante quelle est la situation terrible d'un blessé sur la voie publique.

« Un blessé tombe, dit-il, ses camarades ou les passants l'entourent, essayant de le relever : ce qui peut-être est une faute, car, avec des gens inhabiles, en relevant un blessé, on risque, par exemple, de transformer une fracture simple en fracture compliquée. Puis le blessé est transporté dans la première pharmacie (tel est le préjugé populaire), une boutique qui ne présente aucune garantie comme installation chirurgicale scientifique. De plus le pharmacien n'a aucune qualité pour donner ses soins, il pourrait même de ce fait être condamné comme exercice illégal de la médecine. Mais là n'est pas la question. Le malheur est qu'il ne sait pas donner les soins, il n'a jamais appris à faire de la chirurgie. Dans les écoles de pharmacie on ne lui a jamais fait de leçons de médecine. Or, quel est le résultat ? Le malade subit un retard considérable, il est mal pansé, il est entouré d'une foule de gens qui l'empêchent même de respirer, et le pharmacien, malgré sa bonne volonté, n'a d'autres bénéfices que de voir sa maison salie, ses médicaments et ses pansements généreusement donnés sans aucun profit.... »

L'étape du pharmacien n'est d'ailleurs, Sorel insiste sur ce point, qu'un stade du calvaire que le malheureux blessé va péniblement gravir. C'est d'abord la recherche interminable d'un fiacre dans lequel on introduit au mépris de toute prudence, un sujet qui peut être porteur de fractures qui de ce simple fait se transformeront en fractures compliquées. Plus tard, mais le temps passe, on arrive cahin-caha à l'hôpital, où l'interne de garde n'examine le malade que quand à travers des locaux incommodes, on lui a enfin donné un lit.

Ce n'est pas encore la fin ; il reste à se procurer un chirurgien de garde ; et l'expérience prouve que c'est là sans doute la partie la plus ardue du problème. Sait-on dans le public que même à Paris, où les distances à parcourir sont énormes, les chirurgiens de garde ne sont pas tenus de posséder le téléphone ? C'est par lettre, au travers de tous les hasards qu'offre l'usage d'un fiacre, qu'on doit trop souvent quérir le chirurgien. Qu'on ne s'étonne pas après cela de l'effrayante mortalité que donnent les plaies accidentelles de la voie publique.

Rien n'est prêt à l'avance, ni le chirurgien, ni la salle d'opération, ni les aides, ni les instrument stérilisés, et l'on peut considérer comme certain qu'il n'y a pas de danger plus grand que d'être atteint gravement en dehors des heures où fonctionnent le matin les services hospitaliers.

Ces graves inconvénients supposent un correctif : les postes de prompt secours. Hélas, ce n'est une innovation que chez nous. Depuis dix ans, aux Etats-Unis, la chose existe. Depuis cinq ans, les Allemands ont suivi la même voie. Mais les Français, malgré quelques courageuses tentatives, en sont toujours au même point. Il faut quatre, cinq ou six heures pour qu'un blessé reçoive chez nous les secours que la science et ses contemporains lui doivent.

Nous nous sommes placés plus haut à un autre point de vue. Nous avons parlé de la possibilité d'utiliser une clinique particulière pour l'enseignement de la chirurgie. Au premier abord, en nous enfermant dans nos coutumes locales, cette idée nous paraît singulière. Bien que dans la réalité, tout notre enseignement utile soit fait dans les hôpitaux, nous inclinons à penser que l'apparat de l'Ecole, la solennité de l'amphithéâtre et les devises lapidaires, inscrites au fronton du temple sont indispensables pour l'enseignement. C'est là tout un ensemble d'idées qu'il n'est que grand temps d'abandonner. L'Allemagne, qui croupit littéralement dans l'enseignement dogmatique, a vu son admirable essor chirurgical s'arrêter depuis plusieurs années. L'Amérique, au contraire, qui a su briser toutes les lisières, en est grandie, et l'immense effort fourni depuis dix ans montre à quels résultats admirables mène l'enseignement libre.

Ce qui frappe le plus chez nos jeunes étudiants, c'est leur absence complète de préparation pour la clientèle. Ils sortent de nos hôpitaux avec des formules. Beaucoup savent faire un bon diagnostic, quelques-uns savent opérer, mais presque personne n'est au courant des multiples soins consécutifs nécessaires, et de l'abîme qu'il y a, au point de vue de la liberté du pronostic opératoire, entre le malade d'hôpital et le malade de la clientèle de ville.

C'est là un trou que seule la clinique employée au point de vue de l'enseignement peut combler.

Ces observations étant faites sur le but général que nous poursuivons, il nous est loisible d'entrer dans le corps même du sujet.

Le Chirurgien — Tout d'abord une question se pose : la clinique aura-t-elle *un* chirurgien ou *des* chirurgiens ? Sera-t-elle le laboratoire d'un homme ou le terrain préparé excellemment, où plusieurs chirurgiens seront placés dans les meilleures conditions possibles pour exercer leur art ?

Chacune de ces hypothèses mérite d'être prise en considération. Créer la maison d'opération pour un seul, c'est assurer l'unité de direction et de technique, c'est donner à chaque opération la valeur d'une expérience faite dans des conditions toujours égales. C'est faire passer dans le domaine du possible la conception idéale « of the right man in the right place. » Mais d'autre part, quelle que soit la renommée d'un chirurgien, il y a beaucoup à parier, qu'à lui seul, il ne pourra avoir un mouvement chirurgical suffisant pour que la maison ne soit pas « mangée » par les frais généraux, et en même temps, pour suffire à un enseignement, suivi.

Il est impossible de résoudre ce problème pour tous les cas, chaque situation suppose sa solution particulière. Le seul point auquel il nous semble indispensable de tenir, est la nécessité d'une direction *une* de la stérilisation et de l'administration économique. Livrer à des ordres contradictoires le service de l'asepsie, c'est courir les yeux fermés à un désastre. Permettre à plusieurs de commander au personnel et aux fournisseurs, c'est organiser savamment la banqueroute. Qu'il nous soit permis d'ajouter qu'en toute hypothèse, le directeur de la partie économique doit être un médecin. Lui seul saura faire dans les circonstances critiques les sacrifices que l'intérêt des malades exige.

Quel que soit d'ailleurs le système adopté, il faut qu'un chirurgien instruit et décidé soit toujours à la disposition de la clinique. L'idéal est de le tenir dans la maison, le possible est de le tenir dans le voisinage, et de posséder en toute circonstance, un assistant de garde qui en dehors des interventions graves, parera au plus pressé.

Les malades. — Pour avoir des chances de prospérer, la clinique doit être faite surtout pour les malades payants. Accessoirement et au fur et à mesure que les ressources de l'établissement se développeront, il est indispensable de faire profiter les malades nécessiteux du matériel et des progrès réalisés. C'est là une question de place et de budget qui n'est soluble que dans des cas particuliers.

Mais les malades payants se divisent tout naturellement en deux catégories. Les uns ont besoin d'une opération sérieuse et par conséquent d'un séjour à la clinique. Les autres n'ont besoin que de conseils, de pansements, ou d'opérations de petite chirurgie, et il est possible de les renvoyer chez eux après l'examen ou l'intervention du chirurgien.

A notre maison de santé il y aura donc deux parties : la clinique, au sens étymologique du mot, et la consultation.

Emplacement. — C'est une idée un peu vieillotte, à peu près abandonnée maintenant, de vouloir placer les maisons de santé en dehors des villes. Notre chirurgie moderne a montré ce qu'il fallait penser des anciens préjugés sur la transmission par l'air, des antiques infections chirurgicales.

Si l'on veut rendre possible le transport des malades gravement atteints, si l'on veut surtout créer un hôpital de prompt secours, c'est dans le centre même d'une ville qu'il faut placer une clinique. Aucune autre combinaison ne permet d'être en même temps à proximité du malade, du chirurgien et des moyens de transport rapides.

Le terrain. — C'est un point sur lequel il est bien inutile de s'étendre. Si par la notion de terrain on entend la constitution géologique du sol, il y a longtemps que tous les chirurgiens dignes de ce nom ont montré l'inanité de pareilles préoccupations. Sur un marais, à condition de faire solide et bien aéré, on peut bâtir un excellent centre d'opérations. Au contraire, un hangar mal aéré, mal chauffé, mal lavé sera toujours, même situé au midi d'une colline, le plus périlleux champ opératoire du monde.

Si maintenant on entend par choix d'un terrain, le choix d'un site, il est certain que cela peut offrir la plus grande importance. Faites toujours beau, ayez des jardins, avec du soleil si vous pouvez, mais n'allez pas vous figurer que cela soit indispensable. En pareille matière il vaut mieux dépenser son argent en appareils de stérilisation qu'en parterres de fleurs.

Matériaux de construction. — Les murs des sous-sols seront fondés sur une assise de béton de ravine qui, à une imperméabilité absolue joint l'avantage d'une extrême résistance à l'écrasement. Chaque mètre carré peut porter quatre cents tonnes et en aucune hypothèse, on ne se trouvera amené à en utiliser seulement le dixième. Le sol des caves sera recouvert d'une couche de ciment de Portland.

Pour éviter toute infiltration venant du sous-sol nous conseillons d'élever le rez-de-chaussée à un mètre cinquante du sol extérieur.

Les murs, calqués sur ceux que Sorel conseilla pour le pavillon aseptique de l'hôpital Pasteur au Havre, auront 22 cent. d'épaisseur avec isolement de 12 cent., plus une cloison en briques de 6 centimètres. L'élévation de toutes les salles, aussi bien des salles d'opération que des chambres de malades, sera de quatre mètres.

Le carrelage avec inclinaison latérale est conseillé partout où il est possible. Sa seule contre-indication est le danger de faire porter une charge trop considérable au bâtiment. S'il était nécessaire de faire une infraction à ce principe à cause des pièces où des gens du personnel peuvent être obligés de marcher momentanément nu-pieds, on se contenterait de recouvrir le carrelage d'un tapis de linoléum, plus petit que la pièce, afin que la surveillance de la partie sous-jacente soit plus facile.

Au niveau de toutes les parties qui ressortissent à la menuiserie, les moulures seront absolument proscrites. Les angles des murs, les angles de raccord avec les plafonds et les planchers seront arrondis. Toutes les surfaces, sauf les planchers, seront recouvertes d'une couche de céruse, puis passées à deux couches au blanc de zinc. Le tout sera recouvert d'une couche de vernis à l'alcool qu'il faudra remplacer au moins une fois par an.

Distribution. — Sans entrer dans des détails qui concernent particulièrement l'art de l'architecte, on peut poser, en principe, qu'une clinique telle que nous la concevons doit être établie avec trois corps de logis.

L'un, de beaucoup le plus important, comprendra les chambres des malades (à un lit ou à plusieurs lits suivant la classe), les deux salles d'opérations et la chambre de désinfection du linge. On pourra y joindre sans inconvénient, la salle de consultation et celle de pansements gynécologiques, si du moins l'on croit devoir séparer ces salles.

Les divers étages de ce corps de logis seront réunis par un ascenseur et par un escalier. L'ascenseur sera électrique si possible, car cette variété demande moins d'entretien et moins de surveillance que les ascenseurs hydrauliques, toutefois ils ne sont pas abordables partout : tout dépend du prix auquel les usines locales livrent l'électricité pour les usages industriels.

La surveillante de garde et l'assistant de garde seront logés dans le même bâtiment. Ces chambres auront toutes deux le téléphone, et un appel venant de la ville sera entendu au moins comme sonnerie dans les deux postes.

A chaque étage, c'est-à-dire probablement aux deux étages, sera couchée une infirmière qu'une simple sonnerie des malades peut éveiller. L'assistant de garde et la surveillante ne pourront être appelés de l'établissement que par les infirmières de garde.

Dans un deuxième corps de logis sera placé le personnel.

Dans un troisième enfin, les laboratoires et la salle de conférences.

La salle des morts sera placée si possible au fond d'une cour ou d'un jardin.

Vidange. — Les postes d'eau, l'urinoir, la salle de bains, les éviers des laboratoires, les siphons des cabinets d'aisance se videront directement dans les égouts, si du moins le système d'égouts de la ville le permet.

Les cabinets de malades seront constitués par un appareil à chasse avec retenue d'eau et siphon ventilé. Une prise d'eau alimentée par un robinet permettra de laver ces cabinets à grande eau toutes les fois que cela semblera nécessaire.

Chauffage. — L'établissement sera chauffé à

la vapeur d'eau à basse pression. Dans les diverses pièces seront disposés un ou plusieurs radiateurs suivant l'importance de la pièce. Ces radiateurs seront du système Geneste et Herscher. On exigera qu'ils soient mobiles autour d'une de leurs extrémités afin d'en permettre un exact nettoyage. Leur emplacement de choix sera à la partie inférieure des baies vitrées, de manière que le chauffage se fasse au point de refroidissement maximum. La ventilation se fera à l'aide de gaines débouchant directement à l'extérieur et s'élevant par des cheminées en tôle, jusqu'au niveau de la toiture. L'amorce de ces gaines sera à l'un des angles du plafond en rapport avec les fenêtres.

L'appel d'air sera placé en arrière des radiateurs, au-dessous de la fenêtre par conséquent. Cette précaution est indispensable pour n'introduire dans les pièces que de l'air préalablement échauffé.

Energie électrique. — Tout l'éclairage sera fait à l'électricité. Dans chaque chambre de malade, on trouvera outre une lampe centrale, une prise de courant placée à la tête du lit et permettant d'actionner une lampe à main indispensable pour les pansements à faire au lit des malades.

La salle d'opération sera éclairée d'abord par un bouquet de cinq lampes de 24 bougies rayonnant à pic. On y joindra deux prises de courant pouvant servir à mettre en marche deux lampes à main. Enfin un support à collier mobile, et mobile lui-même, portant un bouquet de cinq lampes de 24 bougies à inclinaison variable, rendra possible l'utilisation nocturne de la position de Trendelenburg.

Il est inutile de prévoir dans la salle d'opération, des prises de courant servant à actionner des moteurs chirurgicaux du genre de ceux de Doyen. L'expérience nous a prouvé qu'il n'y a rien de bon à tirer de pareils moteurs, et qu'ils sont dans la plupart des cas plus dangereux qu'utiles.

Les laboratoires et la salle de cours seront munis de puissantes sources électriques servant tant aux projections lumineuses qu'à l'investigation microscopique.

Nous avons dit plus haut que toutes les fois qu'un contrat avantageux sera possible, l'ascenseur doit être actionné par l'électricité.

Mobilier. — Du mobilier de la salle d'opération et des laboratoires, nous parlons plus loin. Celui des chambres sera excessivement simple. Le lit, les tables de nuit, les chaises seront en fer peint en blanc, au ripolin, plusieurs fois par an. Un peu plus de luxe pourra être introduit sans inconvénient dans la chambre de l'assistant, dans celle de la surveillante, dans celles des infirmières.

Salles d'opération. — Elles seront au nombre de deux, l'une septique, l'autre aseptique. Toutes deux seront d'ailleurs disposées absolument de la même façon, car si l'on veut traiter aseptiquement les cas infectés, il est nécessaire d'être aussi rigoureux que pour la plus aseptique des interventions. C'est un point aujourd'hui complètement élucidé, sur lequel il nous est impossible de nous étendre ici, faute de place, mais que dans toutes les considérations qui suivent, nous admettrons comme démontré.

L'éclairage diurne des salles d'opération sera fait à la fois par un plafond vitré et par une paroi latérale et entièrement munie de glaces dépolies. Pour éviter la formation d'eau de condensation au niveau du plafond vitré, et la chute ultérieure de cette eau sur le champ opératoire, le vitrage sera double avec un intervalle de 10 cent. au moins. En aucune circonstance, on n'imitera la conduite adoptée dans une salle d'opération connue de Paris, où pour rafraîchir la salle, on a trouvé le moyen ingénieux de faire ruisseler une nappe d'eau au-dessus d'un plafond constitué par une seule épaisseur de verre. Il est difficile, convenons-en, de trouver une meilleure manière de faire tomber de l'eau souillée sur le champ opératoire.

Les radiateurs seront au nombre de quatre. Deux seront placés au-dessous de la grande baie latérale, les deux autres se trouveront en des points symétriques.

Une prise d'eau commandée par un robinet placé au-dessus d'un vidoir muni lui-même d'un siphon, permettra de laver à la lance non-seulement le plancher carrelé, mais encore les murs, et le plafond. Sur les murs, rien ne sera placé, ni tablettes, ni pendules, ni supports pour les bocks et pour les injecteurs. La pièce doit être nue, complètement nue. On trouvera seulement au niveau de la paroi sur laquelle est situé le vidoir, un lavabo à deux places. Et à un mètre en dedans des deux parois qui ne sont occupées ni par la grande baie vitrée ni par les lavabos et le vidoir, une rampe de cuivre nickelé, à hauteur d'appui, disposée de telle sorte que les auditeurs soient placés entre elle et le mur et ne puissent par conséquent gêner ni l'opérateur ni le service.

Les lavabos seront constitués par une simple cuvette réceptrice des eaux de lavage des mains, cuvette munie d'un siphon comme tous les autres appareils de vidange, et par un robinet terminé par une pomme d'arrosoir, robinet commandé lui-même par un double système de pédales donnant à volonté l'eau chaude et l'eau froide.

Quelle que soit la température de l'eau conduite à ces robinets, elle proviendra toujours d'un appareil de stérilisation d'eau placé dans la chambre de stérilisation.

Les cuvettes servant au lavage des mains pendant les interventions chirurgicales, seront stérilisées à l'autoclave, puis emplies d'eau stérilisée prise au robinet d'adduction de l'appareil central.

Les bocks et autres appareils injecteurs employés dans les salles d'opérations ordinaires, seront remplacés par des boîtes à eau passées à l'autoclave et d'un type à contenance plus grande que celles de Doyen. Bretaudeau fabrique à Paris de boîtes presque parfaites à ce point de vue. Il suffit de les modifier, en obligeant le constructeur à intercaler entre le couvercle et le corps même de la boîte, une rondelle de caoutchouc assurant l'étanchéité quels que soient les positions successives imposées à la boîte.

On se débarrassera ainsi de la corvée ridicule et hasardeuse du flambage du bock ou de sa stérilisation par l'ébullition. Les malades seront placés sur la table de Doyen, il n'en existe pas d'autre qui soit plus parfaite. Si l'on reculait devant le prix, il faudrait avoir pour les opérations à faire à plat, des tables de bois de hauteur moyenne, divisibles en deux et passées périodiquement au ripolin, et y joindre un plan incliné de Péreire posé sur une table basse pour obtenir la position de Trendelenburg.

Les instruments et les compresses seront placés sur des tablettes mobiles en verre portées par quatre pieds de métal. L'aide chloroformisateur sera assis sur un escabeau métallique, à la tête du malade; il aura auprès de lui une tablette de verre portant tout ce qui est nécessaire pour l'anesthésie : Une pince à langue flambée avant chaque acte opératoire, un ouvre-bouche, un tube de vaseline stérilisée, des compresses stérilisées, et une boîte contenant une canule de trachéotomie, un bistouri, un dilatateur de Trousseau, en un mot, tout ce qu'il faut pour pratiquer d'urgence une insufflation trachéale directe. On y joindra une solution de caféine, un petit flacon d'éther, et une seringue de Pravaz pour les injections stimulantes qui sont parfois nécessaires.

C'est une bonne précaution, utilisée dans certaines cliniques, que d'inscrire sur les murs deux préceptes généraux : « Les spectateurs ne doivent pas parler et ne doivent toucher à rien. »

Salle de stérilisation. — Nous avons déjà dit plus haut que la chambre de stérilisation et celle de désinfection du linge doivent être situées l'une près de l'autre pour avoir un même générateur de vapeur.

En principe, avec les idées qui ont cours actuellement en matière de stérilisation chirurgicale, le mieux est de tout stériliser à l'autoclave. L'expérience a montré que tous les stérilisateurs à air chaud donnent des résultats trop inconstants pour qu'on puisse avoir en eux une grande confiance.

Pour tout stériliser à l'autoclave, il faut faire un choix entre deux méthodes. La première est celle de Socin, de Bâle, qui emploie un grand nombre de petits autoclaves servant chacun à une opération, en sorte que l'autoclave lui-même, n'est ouvert qu'au moment de l'utilisation de son contenu.

Tous les autoclaves sont, dans cette hypothèse, unis à un seul générateur de vapeur et toute la stérilisation peut être faite soit d'un coup, soit en plusieurs temps.

Le même système, bien que dans un but différent, a été appliqué à l'Institut Pasteur de Lille par Calmette.

Cette matière de procéder nous semble préférable en tout point à celle employée dans la plupart des cas, et qui constitue la seconde méthode dont nous voulions parler. Celle-ci consiste dans l'utilisation de grands autoclaves stérilisant d'un coup, tout ce qui est nécessaire pour un service ou pour une maison de santé. L'appareil qu'emploie en ce moment le Professeur Terrier dans son service de la Pitié, est un modèle du genre.

L'inconvénient primordial d'une pareille méthode de stérilisation est que, du fait de l'occlusion manuelle des boîtes, il se produit un certain degré d'infection à peu près impossible à éviter. Or, pendant tout le temps qui s'écoule entre l'occlusion des boîtes et leur utilisation, les bactéries introduites peuvent cultiver. Le même inconvénient n'existe pas si dans chaque cas particulier, l'autoclave n'est ouvert qu'au moment même de l'opération.

Quelle que soit la décision prise, un point sur lequel il est indispensable d'insister, est la nécessité de tout stériliser à l'autoclave, en proscrivant d'une façon définitive les stérilisateurs à air chaud.

Cette adoption de la stérilisation par la

vapeur d'eau demande un correctif. Il faut, tant pour les instruments que pour les matériaux de pansement, sécher d'une façon parfaite les objets stérilisés. La trompe à eau en fournit un excellent moyen. La grande difficulté vient de la rentrée d'air. Si, en effet, après s'être donné le mal et la dépense de la stérilisation, on infecte tous les objets stérilisés du seul fait du grand appel d'air que produit le vide, il vaudrait mieux en rester aux anciens procédés.

On peut satisfaire à tout, en faisant passer l'air de rentrée dans un serpentin en platine maintenu au rouge par un brûleur Bunsen ou par une simple lampe à alcool. Eugène Sorel a déjà depuis plusieurs années réalisé ce dispositif.

Il n'y a aucun doute qu'il faille stériliser les instruments eux-mêmes à l'autoclave, mais il est encore plus certain que, jusqu'à ce jour, il n'existe pas de boîte commode permettant de stériliser à l'autoclave les instruments et de les utiliser sur la table d'opération dans la même boîte. Dans un travail ultérieur nous montrerons avec quel modèle de récipient nous avons résolu ce problème.

Il nous reste à parler d'un dernier point qui, sans conteste, est l'un des plus importants : la stérilisation de l'eau. Nous disons de l'eau et non des solutions, car il faudrait avoir le courage de ne pas introduire d'antiseptiques dans une clinique qui a la prétention d'être organisée d'une façon moderne.

Mais comment stériliser l'eau ? Il existe dans le commerce, des appareils qui donnent 50 ou 60 litres d'eau stérilisée. Cela peut suffire pour une opération, encore faudra-t-il faire attention à ne point trop dépenser pendant le lavage des mains à l'eau courante. Mais cela ne suffira jamais dans une clinique où l'on sera amené à faire très souvent plusieurs opérations par jour.

Il faut de toute nécessité faire construire soi-même son appareil. On peut chercher la solution du problème dans un appareil à marche continue, on peut au contraire se contenter d'un appareil à marche intermittente.

Ricard, qui, dans son service de Saint-Louis, fut le premier à expérimenter concurremment ces deux genres d'appareils, a conclu très nettement à l'adoption du modèle intermittent beaucoup plus facile à construire et d'un fonctionnement beaucoup plus régulier.

Très schématiquement, l'appareil qu'il a imaginé est constitué par deux chaudières éprouvées à plusieurs atmosphères comme les chaudières de l'industrie. L'une est chauffée puissamment par plusieurs rampes de gaz. L'eau y est portée à 2 atmosphères, c'est-à-dire à 134° pendant trois quarts d'heure. Cela fait, on fait passer le liquide ainsi stérilisé dans la deuxième chaudière; en le laissant refroidir, on a l'eau froide, et il suffit de recommencer la même manœuvre pour avoir de l'eau chaude dans la première chaudière.

Salle de désinfection des linges. — Cette salle doit servir à désinfecter non seulement les linges, mais encore tous les objets de literie et les blouses des opérateurs.

Il n'y a aucun problème particulier à se poser ici.

Depuis plusieurs années, la maison Geneste et Herscher livre au commerce des appareils de stérilisation qui sont parfaits. Le seul problème, d'ailleurs très facile à résoudre, est d'alimenter avec un seul générateur, la salle de stérilisation chirurgicale et la chambre de désinfection du linge.

Salle d'anesthésie. — Pour soustraire la malade tant aux préparatifs opératoires qu'à la curiosité de l'assistance, il est indispensable de l'endormir à part.

Il n'est pas du tout nécessaire que la chambre où on l'anesthésie, ait un aspect rébarbatif. Bien au contraire, nous nous applaudirions de la voir petite et bien meublée, formant un contraste chaud à l'œil avec l'austérité indispensable dans les chambres. Il vaut mieux endormir un malade sur un sofa moelleux que sur une table métallique et dure; des dispositifs faciles à imaginer rendront aisé le transport des malades dans la salle d'opération.

Salle de bains. — Nous nous sommes entretenus jusqu'ici des parties essentielles d'une maison chirurgicale; nous allons maintenant nous occuper des parties qui, bien que d'une grande utilité, sont, dans une certaine mesure, accessoires.

Une salle de bains est nécessaire pour immerger plusieurs fois, en les y savonnant, les malades, avant toutes les interventions sérieuses.

En sortant de la salle de bains, surtout au cas d'une laparotomie, la partie à opérer sera recouverte d'un pansement aseptique assez épais pour exciter la sécrétion sudoripare et permettre ainsi l'auto-désinfection des glandes de la peau.

Salle de consultation. — La salle de consultation et celle de pansements gynécologiques peuvent être sans inconvénient réunies.

Nous ne pensons pas qu'il y ait, en dehors peut-être d'un salon d'attente, aucun luxe à déployer. Une chaise-spéculum, une table pour l'examen à plat, de puissants réflecteurs électriques pour l'éclairage des cavités, un bouilleur pour les sondes (car les sondes doivent être bouillies et non plongées dans des vapeurs qui ne sont antiseptiques que d'une manière bien infidèle), enfin l'attirail indispensable à un diagnostic cystoscopique, formeront le matériel nécessaire, mais suffisant.

Laboratoires. — Il ne s'agit pas ici de faire des laboratoires modèles, mais des laboratoires suffisants pour les renseignements cliniques et pour l'enseignement aux élèves des rudiments indispensables.

Dans le laboratoire de bactériologie, étuves et microcospes seront en tout semblables à ceux que l'on peut voir actuellement comme modèles courants dans le monde entier. Le seul point sur lequel nous nous permettions d'insister ici est la nécessité d'avoir, au moment même des opérations, un bactériologiste de service pouvant donner extemporanément un renseignement.

Il est indispensable, pour obvier à l'encombrement, que le laboratoire de bactériologie serve en même temps de laboratoire d'analyses chimiques, du moins pour celles dont l'usage est courant en clinique.

Le laboratoire d'anatomie pathologique devra être très simple. Trois étuves à paraffine, quelques microscopes, deux microtomes, la verrerie et les produits indispensables suffiront.

Salle des morts. — Il n'y a rien à en dire de bien particulier et nous n'en parlons ici que pour être complets. Placée à l'extrémité de la cour ou du jardin, elle devra autant que possible avoir une entrée sur une autre rue que l'entrée principale de la clinique.

Salle de conférences. — Faire des conférences à vingt ou trente élèves, cela est très bien. En faire à plus, on risque d'être mal compris. Pour qu'un élève profite vraiment de votre expérience, il faut qu'il vous suive quotidiennement, que vous sachiez exactement ce dont il est capable, et que par là, vous évitiez à lui comme à vous des redites fastidieuses et inutiles, tout en ne vous exposant pas à supposer connues de lui, des choses qu'il ignore profondément.

Ayez donc une petite salle de conférences,

mais ayez-la bien agencée. Ni les tableaux noirs, utilisés avec de multiples craies de couleur, ni les planches schématiques et par conséquent bonnes, ne doivent manquer. Si vous leur rappelez une région anatomique, tracez-la très largement, ne les embarrassez pas de détails, et surtout vous-même, ne vous y perdez pas au grand détriment de ce que vous voulez exposer.

Pour enseigner la technique chirurgicale dans ses détails intimes, recourez sans compter aux projections photographiques. Elles intéressent toujours l'élève, et telle épreuve bien faite vaut souvent mieux dans la pratique qu'un long discours. Un chirurgien est toujours un visuel ; voulez-vous faire des chirurgiens, parlez aux yeux de vos élèves.

Enfin le cinématographe vous offre une ressource qui n'a pas été assez exploitée jusqu'à ce jour. On en a fait un instrument de réclame, il y a mieux à y voir que cela.

En plaçant convenablement l'appareil enregistreur, on aura des pellicules *utiles* qui montreront moins le geste élégant de l'opérateur que le champ opératoire qu'il faut avoir dans l'œil avec ses modifications successives.

Nous voudrions avoir ici l'espace nécessaire pour tracer rapidement un programme de l'enseignement clinique tel que nous le comprenons. Mais il s'agit ici plus d'une organisation économique que d'une modification didactique.

Peut-être insisterons-nous plus tard sur ce sujet.

B. — Dispensaire.

Un dispensaire doit se composer de deux parties, une partie gratuite qui représente le *but*, et une partie payante qui constitue le *moyen*.

La première sera une organisation susceptible de fournir à tous les malades nécessiteux qui se présenteront, les conseils, les pansements, les examens de toute espèce compatibles avec un état de santé permettant le transport quotidien du malade. Il ne sera tenu compte en aucune façon de l'âge ni du sexe. Tout malade, du seul fait qu'il est chirurgicalement atteint, aura le droit aux secours délivrés par l'établissement. La seconde partie comprendra les services payants, c'est-à-dire l'hydrothérapie, le massage, la gymnastique suédoise, les bains d'eau de mer (du moins dans les villes situées sur le littoral). L'idéal est d'arriver à subvenir complètement aux services gratuits, à l'aide de la clientèle payante. Peut-être n'atteindra-t-on pas ce desideratum dans tous les cas, mais en tout état de cause on pourra s'en rapprocher progressivement dans la plupart des hypothèses.

Partie gratuite ou dispensaire proprement dit. — La partie gratuite et la partie payante auront chacune leur entrée et dans la mesure du possible, on veillera à la séparation rigoureuse des deux services.

En entrant dans le dispensaire proprement dit, le malade se trouvera dans un vestibule, où l'on examinera très rapidement, soit par un simple interrogatoire, soit par un examen direct, s'il n'est pas atteint d'une affection contagieuse, nécéssitant sa séparation des autres malades. Cette mesure n'a pas une très grande importance pour les adultes, mais pour les enfants, elle en a une considérable. Il est indispensable, par exemple, de ne pas laisser entrer dans la salle commune un enfant rougeoleux, un coquelucheux, un diphtérique. Si ce premier examen révèle une infection transmissible, on fera entrer le malade dans une petite pièce spéciale. Il serait utile de posséder deux de ces petites pièces. L'une servirait pour les enfants, l'autre pour les adultes. Les malades de ces deux catégories ne passeraient à la consultation qu'après ceux que l'on aurait reconnus indemnes de toute affection contagieuse.

A tous les autres malades, un numéro d'ordre serait distribué à l'entrée, donnant accès dans un ordre déterminé à la consultation, de manière à éviter toute discussion et tout malentendu.

La salle d'attente sera une grande pièce meublée de plusieurs séries de bancs à dossier, peints d'une couleur claire et faciles à tenir propres. Une surveillante se tiendra en permanence dans cette salle, veillant au bon ordre et à l'examen successif des malades dans l'ordre des numéros.

De cette salle d'attente, les malades passeront dans les salles d'examen. Elles seront au nombre de deux. L'une servira pour toute la chirurgie courante, l'autre pour les affections des yeux.

La première comprendra un lit-spéculum, une table d'examen à plat, une tablette munie de tout ce qui est nécessaire pour l'examen de la gorge et du larynx, une table munie de ce qui est indispensable pour un examen microscopique et temporaire. La seconde, qui peut avoir de très petites dimensions, contiendra tout ce qui est nécessaire pour l'examen des yeux. L'obscurité pourra y être faite à l'aide d'un système de doubles volets actionnés de l'intérieur par une simple courroie.

Une salle d'opération sera annexée aux salles d'examen.

Celle-ci sera construite sur le même principe que les salles d'opération de la clinique. Tout y sera identique bien qu'exécuté dans de moindres proportions et avec des frais moindres.

Il n'y a pas besoin dans ce cas, de prévoir une salle d'anesthésie. Dans les rares cas où il faudra endormir les malades, cette partie de l'opération pourra être pratiquée sans inconvénient dans la salle elle-même. Tout au plus sera-t-il utile de prévoir un petit local muni d'un ou deux lits où se reposeront pendant quelques heures, les malades que l'on aura été obligé d'anesthésier.

Annexée à la salle d'opération sera une chambre de stérilisation munie d'un seul autoclave avec aspiration par une trompe à eau et d'un appareil de stérilisation d'eau du même modèle que celui de la clinique, bien que de plus petites dimensions. Si les recettes le permettent, on joindra au tout une petite pharmacie délivrant les médicaments gratuits sur des bons signés par le chirurgien ou les chirurgiens qui font la consultation. Peut-être, du moins au début, sera-t-on obligé de se limiter aux médicaments qui se rapportent au traitement de la syphilis. Plus tard cette distribution sera progressivement étendue.

Tout malade traité dans le dispensaire, rececevra une fiche qu'il devra présenter lors des visites ultérieures, quel que soit l'intervalle entre ces visites. Cette fiche correspondra à une page des registres du dispensaire sur laquelle seront marqués très sommairement, les antécédents du malade et les diverses affections pour lesquelles il a été soigné, soit dans l'établissement, soit au dehors.

Faute d'avoir satisfait plusieurs fois de suite à la présentation de sa fiche individuelle, un malade, si son identité est dûment établie, pourra être soit temporairement soit définitivement éloigné du dispensaire; les chirurgiens seront seuls juges d'une semblable pénalité.

Toute l'organisation dont nous venons de parler occupera le rez-de-chaussée de l'établissement. Au premier étage sera logé le personnel.

Partie payante. — Nous avons déjà dit qu'il était indispensable que l'entrée en fût nettement séparée.

De chaque côté du vestibule se trouveront deux vestiaires. L'un pour les hommes, l'autre pour les dames. Dans ces vestiaires les vêtements et les bijoux pourront être déposés.

Les deux sexes auront des locaux absolument séparés.

On trouvera donc, en double exemplaire, une salle de douche avec piscine de 1 mètre 50 de profondeur, des cabines où les malades se déshabilleront, un cabinet de toilette luxueusement disposé où tous les objets d'usage courant seront métalliques et par conséquent susceptibles d'être flambés extemporanément, des bains chauds dans le sous-sol (s'il y a lieu), des bains d'eau de mer, enfin une étuve sèche et un local pour les bains de vapeur.

Ces différents locaux occuperont soit le sous-sol, soit le rez-de-chaussée. Au premier seront organisés le massage et la gymnastique suédoise.

Deux masseurs, homme et femme, seront attachés à l'établissement ; il leur sera loisible de donner à certaines heures des séances particulières en dehors du dispensaire, mais une partie des bénéfices réalisés de ce fait, devra revenir de droit à la maison.

Pour tout le reste, c'est-à-dire pour tout ce qui regarde la construction, l'éclairage, la force motrice, etc..., on se reportera à notre étude sur l'installation d'une clinique. Il est bien entendu que les élèves régulièrement inscrits à la clinique pourront également prendre part aux travaux de la partie gratuite du dispensaire.

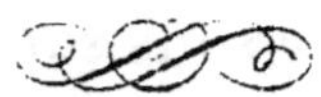

L. BOYER. — Imprim. de la Fac. de médecine, 15, rue Racine, Paris.

www.ingramcontent.com/pod-product-compliance
Lightning Source LLC
LaVergne TN
LVHW012021160826
845678LV00002B/948

* 9 7 8 2 3 2 9 6 6 2 5 5 8 *